本著作得到以下项目经费支持：

1. 国家自然科学基金项目（编号：82103957）

2. 湖南省自然科学基金项目（编号：2020JJ5791）

3. 湖南省创新型省份建设专项科普专题项目（编号：2021ZK4164）

4. 湖南省哲学社会科学基金项目（编号：18YBA440）

5. 教育部人文社会科学研究项目（编号：18YJC840033）

# 产后抑郁那些事儿

孙 玫 ◇ 文

唐 颖 ◇ 绘

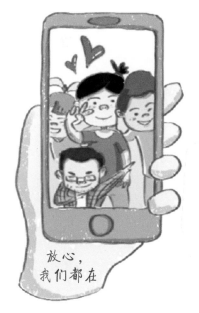

U0332045

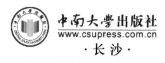

中南大学出版社

www.csupress.com.cn

·长沙·

**图书在版编目（CIP）数据**

产后抑郁那些事儿／孙玫 文；唐颖 绘. —长沙：中南大学出版社，2022.3

ISBN 978-7-5487-4795-6

Ⅰ. ①产… Ⅱ. ①孙… ②唐… Ⅲ. ①产妇—抑郁症—防治 Ⅳ. ①R714.6②R749.4

中国版本图书馆 CIP 数据核字（2022）第 010171 号

产后抑郁那些事儿

CHANHOU YIYU NAXIE SHIER

孙玫 文　唐颖 绘

| | |
|---|---|
| □出 版 人 | 吴湘华 |
| □责任编辑 | 陈　娜　潘庆琳 |
| □封面设计 | 李芳丽 |
| □责任印制 | 唐　曦 |
| □出版发行 | 中南大学出版社 |

社址：长沙市麓山南路　　　　邮编：410083

发行科电话：0731-88876770　传真：0731-88710482

□印　　装　湖南鑫成印刷有限公司

□开　　本　880 mm×1230 mm 1/32　□印张 1　□字数 18 千字
□互联网+图书 二维码内容　图片 1 张　PDF 1 个
□版　　次　2022 年 3 月第 1 版　□印次 2022 年 3 月第 1 次印刷
□书　　号　ISBN 978-7-5487-4795-6
□定　　价　25.00 元

# 前　言

　　妊娠与分娩是孕育和诞生新生命的过程，关乎着两代人的健康。对于育龄期女性，生育是一个自然的生理过程，同时也是重大应激性生活事件，在妊娠、分娩、哺乳等过程中，孕产妇的心理都会发生一系列变化。所以，心理障碍在孕产妇中普遍存在，其中最常见的心理障碍是产后抑郁。近年来，因产后抑郁发生的孕产妇自杀和杀婴等不良事件数量日益增加，围产期女性的心理健康受到越来越多的关注。

　　在我国20世纪80年代初开始实施的"晚婚、晚育、少生、优生"计划生育政策和目前三孩生育政策开放的背景下，在独生子女这一代中，三胎高龄产妇人数已出现显著增加趋势，从而导致了剖宫产、妊娠并发症和胎儿出生缺陷的概率不断上升，这些因素都将增加孕产妇发生围产期不良心理的风险。因此，尽早对高危人群实施筛查和干预，促进母婴健康，是目前我国妇幼保健领域迫切需要解决的问题。

　　本图册采用手绘漫画的形式，趣味性强，适合各个文化层次的读者阅读。本图册用3章9个部分的内容对产后抑郁的定义、危害、相关危险因素、主要临床表现及防治措施做了介绍，以帮助孕产妇深入了解产后抑郁、自我筛查及寻求医护人员帮助的时机。期望本图册对加强产后抑郁的科普力度、全民防控产后抑郁贡献一份力量。

2022年2月14日

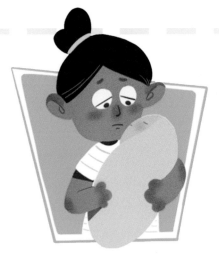

# 产后抑郁
# 带来的悲剧

2021年1月，香港某名媛抱着5个月大的女儿跳楼自杀，报道称，这位母亲生前疑似患有产后抑郁。

2019年4月，四川省米易县一位27岁的年轻妈妈陷入产后抑郁所带来的极度否定情绪，带着她的3个孩子从米易大桥跳下。

2018年12月，河南省洛阳市的一位妈妈将其2岁的女儿从楼顶扔下。据调查得知，这位妈妈患有产后抑郁，一直没有完全康复。

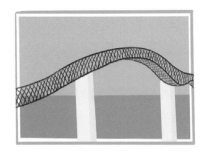

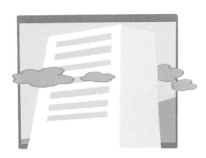

2015年3月，上海市一名出生仅48天的女婴被其生母活活闷死。报道称，这位新手妈妈患有严重的产后抑郁。

产后抑郁？这绝不是"矫情"！

研究显示，有83%的产后抑郁妈妈有过伤害孩子或想要杀害孩子的行为，54%～67%的患病妈妈有自杀倾向。

是时候正视产后抑郁了！

接下来，让我们一起揭开产后抑郁的神秘面纱。

# 目　录

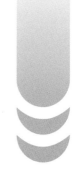

# Chapter 1

# 初次见面：
## 帮你科学认识产后抑郁

目前，学术界普遍认为产后抑郁并不是一种独立的疾病，而是特发于女性产后这一特殊时段的抑郁障碍。

# Part 1　什么是产后抑郁?

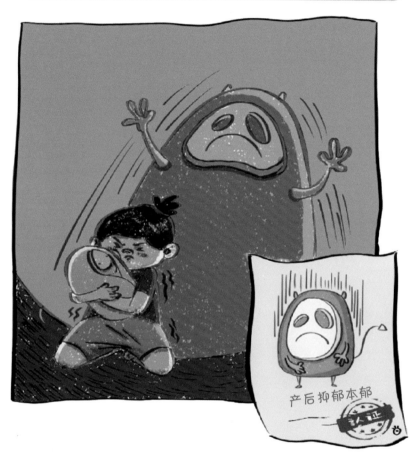

　　根据《精神障碍诊断与统计手册》(第五版)(DSM-5)的定义,产后抑郁一般是指特发于女性产后4周内这一特殊时段的抑郁障碍,尤其是产后2周内发生的不伴有精神病症状的抑郁。

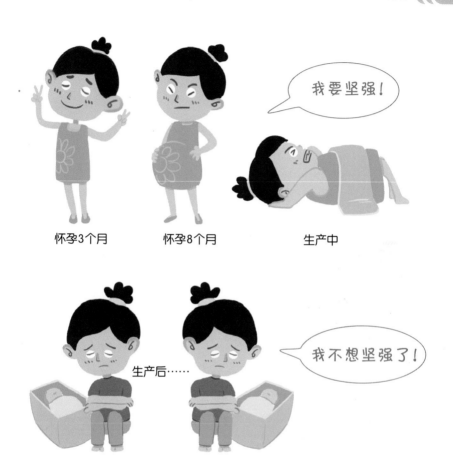

怀孕3个月　　　　怀孕8个月　　　　生产中

生产后……

　　流行病学研究认为产后抑郁的发病时间通常在产后3个月内，产妇主要表现为持续和严重的情绪低落，以及一系列症状，比如动力减低、沮丧、哭泣、烦躁、失眠、易激惹及各种躯体疼痛，这些症状会较大程度地影响产妇对新生儿的照顾能力，症状严重者还可出现幻觉、妄想，甚至产生自杀或杀婴的异常行为等。

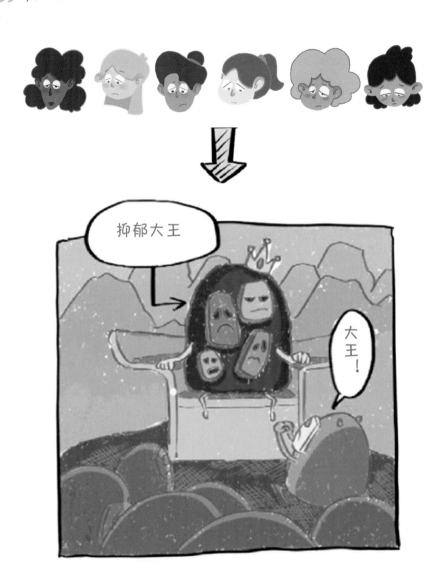

产后抑郁不是"作"，不是"矫情"，更不是虚妄的医学名词！产后抑郁绝对是抑郁症的一种。

## Part 2　产后抑郁的流行病学现状是什么？

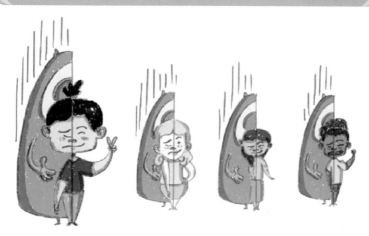

流行病学资料显示，我国产后抑郁的平均患病率已达14.7％，与目前国际上报道的10％～15％的患病率基本一致。也就是说，现在每100名产妇中就有近15人患有产后抑郁。

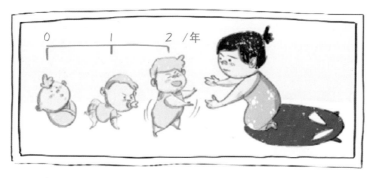

症状严重的产后抑郁，病程可延长至1～2年，甚至发展为慢性抑郁状态或周期性精神病。

# Part 3 产后抑郁发生的危险因素有哪些?

产后抑郁是由许多因素引起的,主要包括生理因素、社会心理因素。

从生理上说,妊娠期间女性体内的激素水平会产生很大的变化,产后雌二醇及孕酮水平的迅速降低可能会导致某些易感产妇出现产后抑郁情绪,甚至发生产后抑郁。

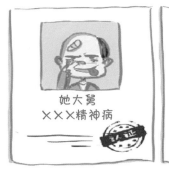
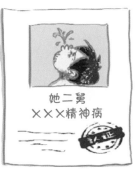

精神疾病家族史

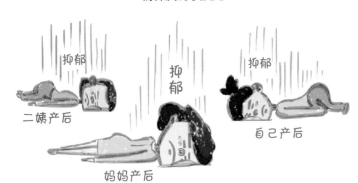

产后抑郁家族史

　　而各种社会心理方面的因素与产后抑郁的发生均有较强的相关性，如有精神疾病家族史，尤其是有产后抑郁家族史，妊娠期间及产后遭遇重大生活变故、出现经济困难、缺乏社会支持等，都是产后抑郁发生的危险因素。

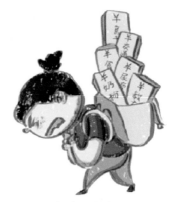

经济压力过大

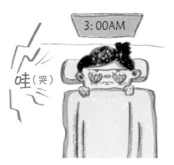

生活规律被打破

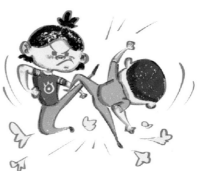

夫妻关系不和

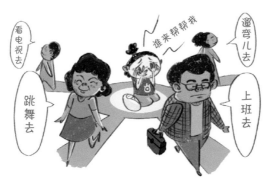

缺乏育儿经验又无人帮忙

# Part 4  产后抑郁的危害有哪些?

正在经历产后抑郁的妈妈可能表现为精力与体力恢复能力的下降，而她们滥用药物或酒精的风险可能增加。

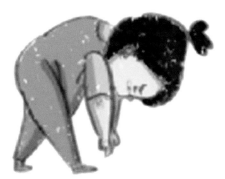

精力与体力恢复困难

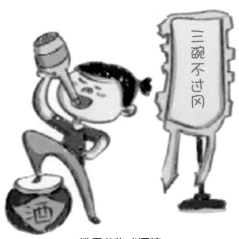

滥用药物或酒精

产后抑郁妈妈会整体表现出对婴儿发出的各种信号的反应和理解力减弱，意识不到婴儿的需求；对婴儿的照顾和护理能力下降，不能承担婴儿的预防保健工作；母婴之间及与亲友之间的情感沟通能力下降，难以建立稳固的亲子及人际交往关系。

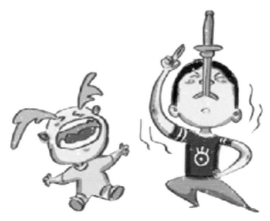

自伤、自杀，甚至伤害婴儿及周围亲人

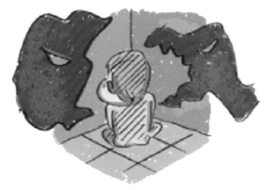

导致孩子智力、情绪与个性发育障碍

# Chapter 2

# 深入了解:
## 帮你科学辨别产后抑郁

　　有些产妇可能会觉得自己的表现跟某几项抑郁症状很符合，但是随着时间的推移，或生活境况的慢慢好转，她们会在不知不觉中度过这种情绪低潮期。而产后抑郁患者则很可能表现出很多甚至所有的抑郁症状，并且被这些负面情绪持续影响。一般来说，抑郁症状持续2周以上者才能够被诊断为产后抑郁。

## Part 1　产后抑郁的主要表现有哪些?

　　产后抑郁的症状因人而异，主要包括核心症状群、心理症状群和躯体症状群。

### 核心症状群

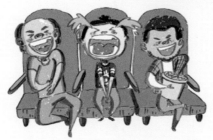

核心症状群1：情绪低落，无故哭泣，兴趣和愉快感丧失。

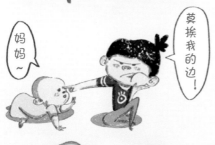

核心症状群2：体验不到与孩子相处和照顾孩子的快乐。

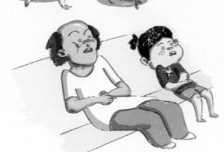

核心症状群3：劳累感增加，精力降低，并且通过休息和睡眠无法有效恢复精力或体力。

## 心理症状群

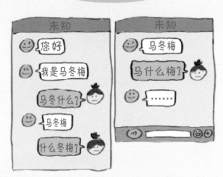

心理症状群1：注意力下降

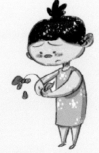

心理症状群2：焦虑

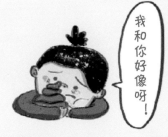

心理症状群3：自我评价低，缺乏自信

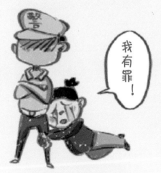

心理症状群4：认为
自己有罪，前途悲观

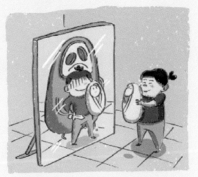

心理症状群5：有自杀或杀婴想法或行
为，产生幻觉或妄想等精神病症状

## 躯体症状群

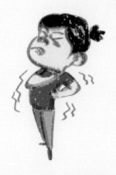

躯体症状群1：腰酸背痛、头痛、恶心、口干等

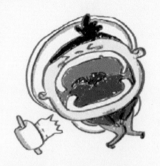

躯体症状群2：便秘、肠胃胀气、消化不良等消化系统症状

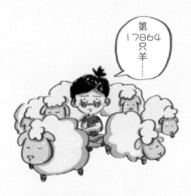

躯体症状群3：入睡困难、易醒

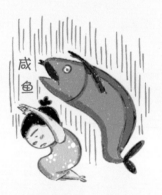

躯体症状群4：食欲、性欲等下降

# Part 2 产后的正常改变不是"病"!

正常产妇产后的情绪变化及躯体不适一般程度较轻，能够自我调节，并且持续时间不长，对日常生活影响不大。但如果是可能患有产后抑郁的产妇，其抑郁程度则会比较重，还会伴有一系列的焦虑症状及多种躯体不适的症状，且症状持续时间长，并难以通过自我调节来缓解，对日常生活和社会功能产生较大影响。

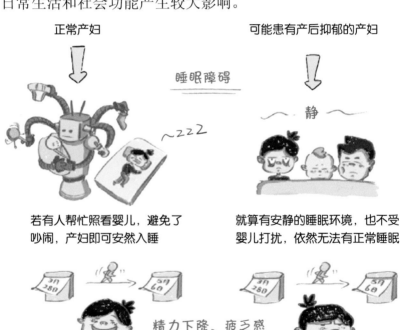

正常产妇　　　　　　　　可能患有产后抑郁的产妇

睡眠障碍

静

若有人帮忙照看婴儿，避免了吵闹，产妇即可安然入睡　　就算有安静的睡眠环境，也不受婴儿打扰，依然无法有正常睡眠

精力下降、疲乏感

会随时间及充分休息而好转　　就算不照顾婴儿，仍感到疲乏，且随时间延长症状可能会加重

正常产妇

可能患有产后抑郁的产妇

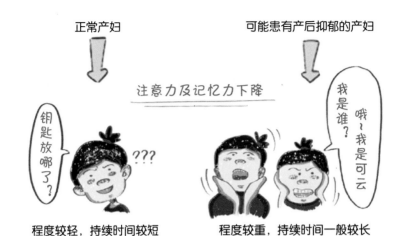

注意力及记忆力下降

程度较轻，持续时间较短

程度较重，持续时间一般较长

食欲改变

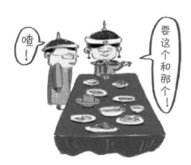

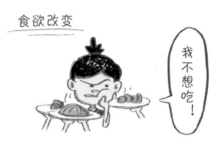

改进食物加工方式和改变
食物种类后食欲会好转

主观上知道要为孩子哺乳，希
望可以吃一些，可仍吃不下

躯体症状

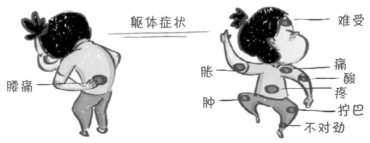

部位明确，随着产后
恢复会逐渐好转

部位、性质不明确，随着躯体状况好转，
其躯体不适症状可能并无明显变化

# Part 3　产后抑郁如何进行自我筛查？

目前应用最广的筛查量表是《爱丁堡产后抑郁量表》（EPDS）。该量表简洁易懂，操作方便，常被用于产后抑郁的自我筛查和预测。EPDS包括10项内容，根据症状的严重程度，每项内容分为4级评分（0、1、2、3分），10个项目分值的总和为总分。

下面就来看看产后抑郁离你远不远吧！

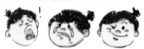

您可在EPDS筛查的最佳时间——产后2~6周时做一次自我筛查。

## 爱丁堡产后抑郁量表

| 最近7天里 | 得分 | | | |
|---|---|---|---|---|
| | 从不 | 偶尔 | 经常 | 总是 |
| 1. 我感到开心，并能看到事物有趣的一面 | 3 | 2 | 1 | 0 |
| 2. 我对未来保持乐观态度 | 3 | 2 | 1 | 0 |
| 3. 当事情出错时，我会对自己产生不必要的责备 | 0 | 1 | 2 | 3 |
| 4. 我无缘无故地感到焦虑或担心 | 0 | 1 | 2 | 3 |
| 5. 我无缘无故地感到恐惧或惊慌 | 0 | 1 | 2 | 3 |
| 6. 事情发展到我无法应付的地步 | 0 | 1 | 2 | 3 |
| 7. 我因心情不好而影响睡眠 | 0 | 1 | 2 | 3 |
| 8. 我感到悲伤或悲惨 | 0 | 1 | 2 | 3 |
| 9. 我因心情不好而哭泣 | 0 | 1 | 2 | 3 |
| 10. 我有伤害自己的想法 | 0 | 1 | 2 | 3 |

注：请根据您最近7天的实际情况，选择最符合您的答案，答案没有对错之分。

请把每项内容后面选中的答案得分（对应的数字）相加，然后将所得分数对照以下解析，看看您的情绪状态属于哪个水平。

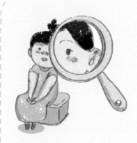

9分≤评分＜12分，为可疑产后抑郁，可能伴有不同程度的抑郁症状，需要加强观察，必要时应咨询医生。

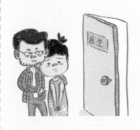

评分≥13分，极可能是产后抑郁，应立即咨询医生以进一步确诊。

产后抑郁的诊断通常采用两步筛查法。第一步是量表筛查法，从所有孕产妇中筛查可疑患者；第二步是临床定式检查法，由精神科专业医生对量表筛查出的可疑患者进行严格的定式检查，以DSM-5中的临床定式精神检查(SCID)作为诊断产后抑郁的金标准。

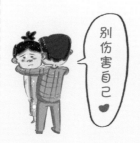

第10项未选择"从不"(不是0分)的，或有自杀及其他危险想法或行为，需要立即转诊到精神专科。

孕产妇一旦筛查出有重度抑郁情绪，则有必要去专科医院就诊，接受DSM-5临床定式精神检查。若诊断为产后抑郁，应由精神科医生对其进行抗抑郁药物治疗及心理治疗。

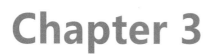

# Chapter 3

# 解决问题：

# 帮你科学防治产后抑郁

产后抑郁无论是对女性自身还是对孩子，甚至对整个家庭而言，都会带来严重的危害。因此，科学防治产后抑郁尤为重要。对于有抑郁情绪或有抑郁倾向但未确诊的高危人群，应实施以心理干预为主的预防性干预。而对于已确诊为产后抑郁的孕产妇，则应实施以药物治疗、心理干预治疗和物理治疗相结合的综合治疗。

# Part 1　产后抑郁应如何预防？

## （一）健康教育

一些研究表明，孕产期健康教育可有效预防产后抑郁的发生。孕产期健康教育的目的主要是帮助新手爸妈解决他们对产后母婴身心健康的困扰，帮助他们顺利适应角色转变。

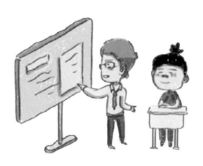 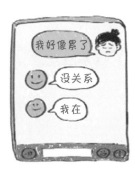

健康教育的形式简单、经济，主要形式有面对面解惑、短信/微信服务、电话/语音/视频沟通、多媒体讲授等，而便利的网络互动式健康教育已被证实可减轻孕产妇的抑郁情绪。

健康教育的主要内容包括向孕产妇及其家属进行宣传教育，对他们提出的问题耐心、详细地解释。对可能有产后抑郁风险的孕产妇进行指导，以达到及早预防的目的。

## (二)社会支持

### 1. 家庭支持

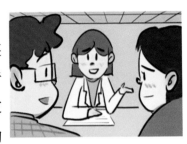

家庭支持是指通过对已出现某些抑郁症状的孕产妇及其家属进行家庭干预，改善其家庭环境，使家庭成员能较好地完成与孕产妇的沟通与支持，最终达到改善抑郁症状的目的。其主要内容包括提高家属对抑郁的认识，教会家属一些沟通技巧，指导家属及时发现孕产妇的抑郁情绪，并积极给予帮助等。

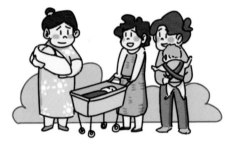

### 2. 同伴支持

同伴支持是指具有相同经历的孕产妇们一起交流，互相进行情感支持和信息共享。

### 3. 非指导性支持

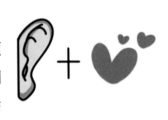

非指导性支持又称非指导性倾听，由治疗师采用一种移情和非评判的方式，倾听、提供非语言的鼓励与反馈以帮助孕产妇作出决定。此种支持可以在家中进行。

## (三)心理疗法

中国、英国、美国的产后抑郁障碍防治专家均明确指出，心理疗法是一种有效的针对产后抑郁的干预方法。

心理疗法包括认知行为疗法、人际心理疗法、行为心理疗法等。心理疗法须由专业治疗师实施，通过帮助产后抑郁患者和产后抑郁高危人群科学认识产后抑郁，来改变其对孕产期疾病相关应激事件的不合理认知，帮助其掌握应对技巧，进而改变其负性行为。

### 1. 认知行为疗法

主要步骤：

(1)治疗师与患者耐心交流，建立治疗联盟。

(2)治疗师辨识患者的负性思维，帮助患者分析与探讨导致负性思维出现的原因。

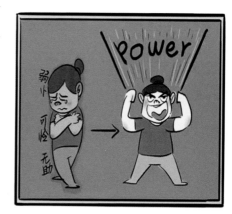

(3)引导患者识别自动思维，对抗扭曲认知，重新建立积极的思维模式，学会接纳自己与获取社会支持，并将新的认知坚持应用到生活实践中。

## 2. 人际心理疗法

主要步骤：

(1) 评估抑郁症状，将抑郁情绪与人际关系联系起来，确定问题领域（悲伤、人际冲突、角色转换困难、人际缺陷）。【产后的人际关系问题包括：胎儿死亡或者重要亲人去世（悲伤）、与爱人或家庭的冲突（人际冲突）、失去社会功能或者工作关系（角色转换困难、人际缺陷）。】

(2) 理清人际关系问题，给予相应的干预策略，最终围绕该问题，给予患者针对性的治疗方案：

①帮助悲伤患者接纳情感，建立新的依恋。

②针对人际冲突，协助患者调整交流方式、重新评估与他人之间关系的期望值，从而减少人际冲突。

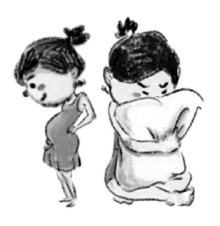

③针对角色转换困难，帮助患者放弃旧角色，协助患者表达感情、寻找新的依恋或支持。

④针对人际缺陷，帮助患者学习新的社会技能，填补社会关系空白。

⑤总结感受，巩固干预效果，结束干预。

### 3. 行为心理疗法

这里是指母婴行为心理疗法，其目的是改进母子关系中有问题的地方，帮助建立适宜的、安全的母婴交流、互动模式，缓解母亲的抑郁情绪，减少给宝宝造成不良后果的可能。

主要步骤：

（1）产前早期评估：治疗师与患者一起探讨母子关系的话题及表现，治疗师以非直接的、解析式的方式（如角色扮演）引导患者自由地联想母子关系的情景，帮助患者详细阐述关于冲突的表现（如婴儿大声哭闹不止、母亲手忙脚乱不知所措），引导其通过自我陈述来检查这些想法是否正确。

（2）建立冲突的聚焦点：治疗师帮助患者识别其表现所反映的心理冲突的主要聚焦点，并运用理性情绪行为疗法的操作模型引导其修正错误或扭曲的表现，最后积极地面对未来的母亲角色。

理性情绪行为疗法

（3）产后冲突的展现和解析：治疗师观察母亲与婴儿的日常互动视频，特别是交流障碍或冲突的视频，并与母亲一起运用理性情绪行为疗法的操作模型分析和修正其错误或扭曲的想法和行为，引导其正确识别婴儿的生理和心理需求，并予以积极的回应，建立有效的母婴交流模式。

# Part 2 产后抑郁应如何治疗?

同抑郁症一样,产后抑郁是必须接受治疗的,否则患者的病情只会日益严重,甚至出现伤婴、杀婴、自伤、自杀等极其严重的行为后果。产后抑郁最有效的治疗方法是药物治疗、物理治疗和心理治疗相结合的综合疗法。

## (一)药物治疗

药物治疗适用于重度产后抑郁患者,用于治疗产后抑郁的药物主要包括抗抑郁药物、抗精神病药物及心境稳定剂等。

【注意:在目前的研究中,哺乳期妈妈使用精神药物对婴幼儿发育的远期影响并不清楚。因此,一般不推荐此类产妇进行母乳喂养。】

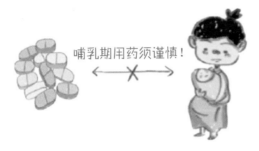

哺乳期用药须谨慎!

### (二)物理治疗

物理治疗也称为非药物治疗，目前应用比较广泛的物理治疗技术包括改良电痉挛治疗(MECT)、重复经颅刺激治疗(rTMS)等。

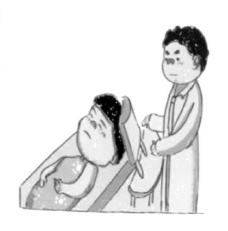

【注意：有自伤、自杀及伤婴、杀婴倾向者，应首选MECT。】

### (二)心理治疗

心理治疗可作为轻、中度产后抑郁患者的首选治疗。从治疗形式来分，心理治疗包括个别治疗、团体治疗和家庭治疗三种；从心理学理论取向来分，心理治疗包括心理支持治疗、认识领域治疗、森田疗法等。

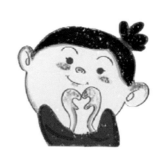

【注意：心理治疗在任何时候都要作为抑郁患者治疗方案的一部分。】

# 参考文献

[1]郭树珍. 产后抑郁防治[J]. 科技信息，2010(25)：378-379.

[2]American Psychiatric Association DSM-Task Force Arlington VA US. Diagnostic and statistical manual of mental disorders: DSM-5™ (5th ed.)[J]. Codas, 2013, 25(2)：191.

[3]Woody C A, Ferrari A J, Siskind D J, et al. A systematic review and meta-regression of the prevalence and incidence of perinatal depression[J]. Journal of Affective Disorders, 2017, 219：86-92.

[4]丁辉，陈林，邸晓兰. 产后抑郁障碍防治指南的专家共识(基于产科和社区医生)[J]. 中国妇产科临床杂志，2014，15(6)：572-576.

[5]李玉红. 产后抑郁危险因素筛查及国内外干预研究述评[J]. 中国全科医学，2020，23(3)：266-271.

[6]陈琼妮，汪健健. 漫话心理健康[M]. 长沙：中南大学出版社，2020.

[7]雷俊，米春梅. 孕育小红书[M]. 长沙：中南大学出版社，2021.

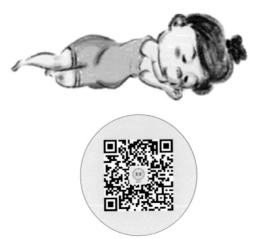

我们的故事，未完待续……